DES VOLS D'ENFANTS

ET

DES INHUMATIONS

D'INDIVIDUS VIVANTS

SUIVI D'UN APERÇU

pour

L'ÉTABLISSEMENT DES SALLES MORTUAIRES.

Au Roi, à MM. les Présidents et Membres
des deux Chambres Législatives

PAR H.-G. DU FAŸ

« Notre amour-propre souffre quand nos réflexions
« nous contraignent à changer d'opinion. Eh ! pour-
« quoi ? L'esprit de l'homme n'est-il pas formé pour
« chercher la vérité, et son cœur pour l'aimer ? Ne
« sommes-nous pas émus par ce sage qui se félici-
« tait, en vieillissant, d'apprendre toujours ?
« J'ai entendu quelques gens bien différents se
« vanter de n'avoir, depuis quarante ans, changé
« d'opinion sur aucun point. Cela est impossible :
« je ne croirai jamais qu'un homme soit assez stu-
« pide pour rien apprendre en quarante ans.
J. DROZ.

« Il est parfaitement démontré que des personnes
« qui ont été regardées comme mortes sont reve-
« nues à la vie au moment où l'on allait les ou-
« vrir, ou les ensevelir, ou bien lorsqu'elles étaient
« déjà dans le cercueil et même dans la tombe. On
« peut assurer que plusieurs d'entre elles ne sont
« mortes que pour avoir été enterrées avec trop de
« précipitation. Cette funeste méprise TIENT A LA
« DIFFICULTÉ QU'ON ÉPROUVE, DANS CERTAINES CIR-
« CONSTANCES, A DISTINGUER LA MORT APPARENTE. »
ORFILA.

PARIS

DENTU, LIBRAIRE-ÉDITEUR

GALERIE D'ORLÉANS. — PALAIS-ROYAL.

1847

DES VOLS D'ENFANTS

ET

DES INHUMATIONS

D'INDIVIDUS VIVANTS

La seconde partie de cette pétition traite un sujet (les inhumations d'individus vivants) qui serait mieux placé sous la plume d'une de nos sommités médicales ; aussi ne l'ai-je entrepris qu'à leur refus, basé sur un motif si juste que j'ai dû m'y rendre, le voici : nos savants docteurs ont trop d'occupations par leurs clientèles et leurs hôpitaux pour qu'il leur reste le temps nécessaire pour traiter d'une manière scientifique et approfondie cette grande question ; laquelle d'ailleurs le fut, *autant que possible*, par tous les savants docteurs européens, leurs devanciers. Il n'est donc plus question maintenant que d'y poser la demande de précautions philanthropiques propres à remédier à l'insuffisance ou du moins au doute de la science dans la connaissance de l'essence de la vie.

Prise ainsi dans sa majestueuse simplicité, cette grave question devient du ressort d'un simple particulier.

Imprimerie de GUSTAVE GRATIOT, 11, rue de la Monnaie

DES VOLS D'ENFANTS

ET

DES INHUMATIONS

D'INDIVIDUS VIVANTS

SUIVI D'UN APERÇU

pour

L'ETABLISSEMENT DES SALLES MORTUAIRES.

Au Roi, à MM. les Présidents et Membres
des deux Chambres Législatives

PAR H.-G. DU FAŸ

« Notre amour-propre souffre quand nos réflexions
« nous contraignent à changer d'opinion. Eh! pour-
« quoi? L'esprit de l'homme n'est-il pas formé pour
« chercher la vérité, et son cœur pour l'aimer? Ne
« sommes-nous pas émus par ce sage qui se félici-
« tait, en vieillissant, d'apprendre toujours ?

« J'ai entendu quelques gens bien différents se
« vanter de n'avoir, depuis quarante ans, changé
« d'opinion sur aucun point. Cela est impossible :
« je ne croirai jamais qu'un homme soit assez stu-
« pide pour ne rien apprendre en quarante ans.

J. Droz.

« Il est parfaitement démontré que des personnes
« *qui ont été regardées comme mortes sont reve-*
« *nues à la vie au moment où l'on allait les ou-*
« *vrir, ou les ensevelir, ou bien lorsqu'elles étaient*
« *déjà dans le cercueil et même dans la tombe.* On
« *peut assurer que plusieurs d'entre elles ne sont*
« *mortes que pour avoir été enterrées avec trop de*
« *précipitation.* Cette funeste méprise TIENT A LA
« DIFFICULTE QU'ON ÉPROUVE, DANS CERTAINES CIR-
« CONSTANCES, A DISTINGUER LA MORT APPARENTE.»

ORFILA.

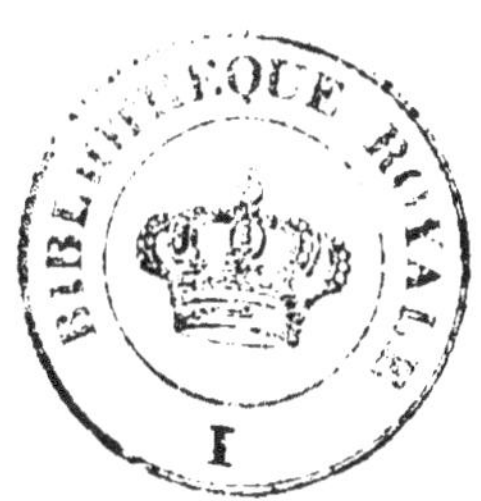

PARIS

DENTU, LIBRAIRE-ÉDITEUR

GALERIE D'ORLÉANS. — PALAIS-ROYAL.

1847

1846

A Messieurs

LES PRÉSIDENTS ET MEMBRES

Des deux Chambres législatives.

MESSIEURS,

J'appelle votre haute sollicitude sur des mesures nécessaires pour obvier à des abus qui rabaissent notre civilisation au-dessous de celle des autres puissances. Je veux parler 1° des *vols d'enfants*, toujours suivis de faits épouvantables qui se terminent ordinairement par l'assassinat; — 2° de l'abus *d'enterrer les morts trop tôt.*—Dans les autres royaumes d'Europe, la loi veut qu'on les garde et soigne pendant *trois jours*; elle laisse aux parents et amis la latitude désirée pour les garder plus longtemps, vu qu'ils doivent en être les premiers incommodés, et il n'est pas rare de voir revenir de mort qui n'était qu'apparente.

Développement des pensées ci-dessus.

1° *Vol d'enfant.* Un commissaire de police me disait un jour qu'il se volait environ six enfants par semaine dans les jardins publics de Paris ; que cela provenait de ce qu'on ne sévissait pas assez rigoureusement sur de tels crimes, commis grand nombre de fois avant de trouver l'occasion d'en saisir et punir les scélérats, qui accompagnent ce vol de crimes secrets dont le moins barbare est l'assassinat *.

Il serait trop long d'énumérer ici plusieurs de ces vols venus par hasard à ma connaissance ; je dirai seulement ce que j'appris dans une de mes dernières promenades au Luxembourg, puis un fait plus éloigné :

---

* J'étais chez ce commissaire pour lui dénoncer un semblable vol qui venait de se passer sous mes yeux et avait été suivi d'un fait horrible : la voleuse, craignant que la résistance et les cris de l'enfant qu'elle entraînait de force n'attirassent trop l'attention, imagina, dans un moment où elle se crut seule, de lui saisir fortement le bras, puis elle l'enleva de terre et lui fit faire un moulinet qui parut le lui briser ; car la petite, dont la poitrine était épuisée par le désespoir, ne jeta plus qu'un cri suffoqué comme par la perte de connaissance : et la scélérate l'emporta plus promptement dans ses bras. Je n'ai retrouvé ni la voleuse, ni l'enfant.

L'automne dernier, je m'assis sur un banc du Luxembourg entre deux mamans qui brodaient en gardant chacune leur enfant de 3 à 4 ans. Je leur recommandai de ne pas les perdre de vue parce qu'on en volait. Toutes deux me répondirent que les leurs avaient failli être volés tout récemment, l'un, il y avait trois jours, par une femme qui l'emportait après l'avoir attiré à elle au moyen d'un morceau de sucre d'orge ; l'autre avait été enlevé derrière sa mère quinze jours auparavant, au moment où celle-ci montait l'escalier qui conduit à la grille d'Enfer. Arrivée à la dernière marche et n'entendant plus le bruit des pas de l'enfant, elle s'était retournée et l'avait vu emporté au loin sur les bras d'un homme bien mis, dit-elle. Courir aussitôt après en appelant l'enfant fut l'affaire d'un moment. Le voleur, la voyant arriver à travers le monde qui l'entourait, posa l'enfant à terre et continua son chemin comme s'il se fût promené.

Il y a plusieurs années que je vis une petite fille de 9 à 10 ans, ou plutôt un tronc de douleur posé sur les boulevards situés entre le Château d'Eau et le boulevard Bonne-Nouvelle, pour attirer quelques aumônes de pitié, que surveillait une autre enfant du

même âge, mais dont l'expression satanique contras-
tait avec la physionomie noble et si éminemment
douloureuse de la victime décharnée posée près
d'elle. Cette infortunée avait dû subir bien des hor-
reurs avant que ses ravisseurs en fussent venus à lui
couper la langue pour l'empêcher de crier, et à lui
scier les membres pour l'empêcher de s'enfuir !...
Ainsi réduite à n'être plus qu'un tronc de souffrance,
ils l'exploitaient encore, ou l'avaient vendue à une
misérable de leur espèce pour lui faire exciter la pitié
dans les lieux publics. — Voilà ce que j'ai découvert
par les réponses embarrassées et coupées de la petite
gardienne, enfant de la femme qui exploitait l'infor-
tunée. Mais comment rendre l'horrible pitié que
m'inspira cette dernière quand, à mes questions,
elle ouvrait la bouche pour me montrer le reste d'une
langue mutilée... et qu'elle me faisait à la dérobée
quelques signes de tête ou d'yeux approuvant ce que
je devinais, et implorant un secours que je ne pou-
vais, hélas! lui donner.

Oh pitié, messieurs, pitié pour ces malheureux
enfants dont vingt à trente sont volés et martyrisés
chaque mois! La plume se refuse à vous tracer les
abominations qu'on sait être commises sur ces pau-

vres petites créatures; le sang se révolte, l'âme s'abîme en de telles atrocités !... De grâce, que la Chambre daigne inviter M. le préfet de police à charger des agents *déguisés d'espionner* et *saisir* les coupables, moyennant une *récompense* accordée à l'agent lors de chaque saisie et une *grave punition* pour celui qui transigerait avec le criminel. On ose aussi lui demander une loi des plus sévères contre de semblables crimes, qui sont certes les plus grands qu'on puisse commettre.

2° De l'abus *d'enterrer les morts trop tôt:* Cet abus dont les affreux résultats, étouffés sous terre, ne se témoignent aux vivants que par des hasards imprévus, fut combattu par Dessessart, mort pendant la première révolution et qui avait réclamé par les journaux contre cette cruauté. La désorganisation sociale d'alors ne permettant pas de s'occuper des modes d'amélioration, on n'eut point égard à la réclamation de ce médecin aussi humain qu'instruit. Cet abus, d'ailleurs, eut de tout temps pour adversaires les *savants judicieux,* tels que les Cooper, les Bruhier, les Winslow et tant d'autres qui, après leurs savantes recherches sur l'incertitude des signes de la mort, ont protesté consciencieusement contre l'infaillibilité scientifique ; ce qu'attestent leurs écrits et la fondation des maisons ou caveaux mortuaires établis dans la plupart des contrées civilisées de l'Europe.

Puisque, d'après notre propre expérience et l'assertion des plus savants docteurs de la faculté, on ne peut avoir que des *présomptions* et non *des signes certains de la mort*, comment expliquer la confiance aveugle qu'on place dans l'inspection incertaine d'un médecin ? et le second, créé pour surveiller la première constatation, ne donne pas plus de certitude là où, dans l'état actuel de la science, le docteur le plus éminent ne peut avoir que des présomptions. Ajoutez à cela la répugnance qu'éprouvent quelques hommes à donner un démenti à leur confrère.

Je pourrais citer plusieurs personnes, entre autres *moi-même*, qui, ayant été *déclarées mortes* par les médecins, furent (par exception) conservées dans un lit, y reçurent des soins intelligents et revinrent à la vie. Parlerai-je de l'oncle de madame de Ligny, laquelle est prête à attester qu'il fut déterré pour le changer de place et qu'on trouva qu'il s'était dévoré les poings par une mort d'enragé. Citerai-je la fille d'un médecin, qui fut enterrée au bout de vingt-quatre heures selon l'usage : c'est mademoiselle Scolastique Bosque ou Bosk, de Quimperlé. Le lendemain, le fossoyeur, creusant une nouvelle fosse à côté, entendait à chaque coup qu'il donnait un suffoquement douloureux. Le père appelé, rendit sa fille à la vie, qui depuis fut mariée, etc... Le fait est qu'il n'y a pas d'endroit en France où l'on ne cite quelque abus de ce genre. Quelle est donc la quantité de ceux qu'on n'a pu vérifier ! (Voir note 1re.) Parlerai-je de faits plus récents. Qui de nous n'est pas encore ému en songeant que madame Paul Delaroche faillit, il y a trois mois, devenir victime de cette incertitude des signes de la mort.

La publicité donnée à ce fait par les journaux *, tandis que d'autres passent inaperçus, tient sans doute aux illustrations dont cette dame était entourée et aux vives affections que ses qualités avaient su inspirer. On sait que *l'Époque* du 17 décembre 1845 annonce ainsi ce fait : « La nouvelle de la mort de madame Paul Delaroche est heureusement démen-

---

* Et je ne crois pas qu'on essaie maintenant de donner le change au public en venant, après trois mois, faire démentir ce fait acquis à la cause humanitaire.

tie. Hier matin, après une nuit assez pénible, le médecin déclara qu'il n'avait plus qu'à se retirer. Le cœur en effet ne battait plus, et c'était en vain qu'on approchait le miroir des lèvres de la malade, nul souffle n'en ternissait la glace.

« Bientôt on ouvrit les fenêtres de la chambre pour en renouveler l'air. Après une demi-heure, on entendit une voix oppressée qui murmurait faiblement: « *De l'air ! que c'est bon à respirer !* » C'était une résurrection. Le médecin, rappelé, assura que si la malade passait la journée, elle serait sauvée. Hier soir le mieux était sensible. »

Quatre jours plus tard, le *Siècle*, dans sa revue de Paris, feuilleton du 21 décembre 1845, rendit ainsi divers faits récents : « Un bruit prématuré annonçait, il y a quelques jours, la mort d'une jeune femme dont le nom est doublement cher aux arts (madame Paul Delaroche). La triste nouvelle, donnée par les journaux du soir, fut démentie par les journaux du matin. Cette fois, la publicité n'avait pas été dupe d'une de ces déplorables mystifications que se permettent souvent de funèbres plaisants, spirituels et gracieux comme des chevaux de corbillard. L'erreur était sincère ; la voix publique avait répété le

cri d'une famille au désespoir. Par une de ces fan-
taisies si familières aux malades, la jeune femme
dont nous parlons avait dit à son mari qu'elle dési-
rait être ensevelie avec toutes ses bagues ; lorsqu'on la
crut morte, l'époux désolé voulut accomplir ce der-
nier vœu, et tandis qu'il passait les bagues aux doigts
que la souffrance avait amaigris, il sentit la froide
main tressaillir légèrement ; les yeux, qu'il venait de
fermer, se rouvrirent ; le cœur, qui s'était arrêté,
battit de nouveau, le souffle, le regard, le sourire,
la parole, tout revint à la fois. Ce qu'on avait pris
pour la mort n'était qu'une léthargie, et pendant ce
profond anéantissement, qui avait duré plusieurs
heures, la malade avait entendu tout ce qui s'était
dit, tout ce qui s'était pleuré autour d'elle ; elle avait
entendu l'arrêt des médecins, les sanglots de sa fa-
mille, et les ordres que déjà on donnait pour ses fu-
nérailles, car c'est là une des terribles singularités de
la léthargie : on est immobile, muet, inanimé, froid,
et on entend ; on se sent vivre sans pouvoir donner
signe de vie, sans pouvoir se défendre contre les fu-
nèbres apprêts qui mènent à la tombe. Quelles horri-
bles angoisses, et quel affreux supplice ! La léthargie
n'avait duré ici que quelques heures ; mais si elle

s'était prolongée, que serait-il advenu ? — On frissonne à l'idée de ces drames épouvantables dont la terre garde le secret, mais qui se révèlent de loin en loin. Dernièrement un père fit exhumer sa fille pour transporter ses restes dans une tombe nouvelle que sa tendresse venait de lui faire élever à grands frais ; le cercueil fut ouvert, et l'on vit, à des signes trop certains, que la malheureuse enfant avait été ensevelie vivante, et s'était réveillée sous terre. Chez les Anglais, il est d'usage que les morts d'un haut rang soient exposés pendant plusieurs jours sur un lit de parade, comme le sont les princes en France. Une noble lady, femme d'un amiral, était depuis trois jours couchée sur ce lit funèbre, entourée de cierges allumés dans une chapelle tendue de noir, la cérémonie touchait à sa fin, et les cloches sonnaient les funérailles, lorsque la morte se releva, en disant : « Les cloches sonnent, voici l'heure de la prière. » Plus heureuse que d'autres, et grâce au privilége aristocratique, cette dame a vécu ; elle a passé une partie de l'hiver dernier à Paris, et elle jouit d'une parfaite santé. Ce sont là de lugubres histoires, mais il est bon de les rappeler quand l'occasion se présente. Le mal est grand, mais le remède est facile. Pourquoi ne pas prolonger la transition entre le lit de mort et la tombe? Nous l'avons dit, et d'autres que nous l'ont dit aussi : il y a dans quelques états de l'Allemagne et de l'Italie des salles où les trépassés séjournent avant d'entrer dans leur dernière demeure. De temps en temps, un de ces morts revient à la vie, et l'humanité applaudit. Que les philanthropes y songent donc. C'est une question qui vaut bien la peine d'être examinée. »

« Pierre Durand. »

Huit jours après (le 28 décembre 1845), le même journal annonça que le triste événement relatif à madame Paul Delaroche venait enfin de s'accomplir (Voir note 2).

L'Observateur de la Haute-Marne dit que : « Tandis qu'on transportait à Bourbonne, pour y être enterré, un israélite de la Marche, nommé David, quelques parents ou amis, qui étaient montés sur la voiture pour accompagner le défunt, entendirent des plaintes sortir du cercueil. On se hâta d'arriver à Bourbonne. Un médecin accourut; mais il était trop tard : après être sorti un moment d'une léthargie que l'on avait prise pour la mort même, David venait de rendre le dernier soupir. » (Rapporté dans le *Constitutionnel* du 29 janvier 1846.)

Les médecins ne sont nullement responsables de ces erreurs, puisqu'il est prouvé que dans l'état actuel de la science, le plus éminent ne peut avoir que des présomptions. Tous ceux avec qui j'en ai causé me l'ont avoué ; les plus savants surtout, ceux élevés par leur caractère au-dessus des petitesses qui régissent les petits esprits ; ceux-là ne montrent pas la prétention d'avoir, par de longues veilles, pénétré les secrets les plus *impénétrables* de la nature ; ils reconnaissent avec les plus grands savants, Bruhier, Heister, Winslow, Cooper, Zachias, Lamieth, et tant d'autres, qui ont creusé dans cette grave question, que *la connaissance de l'essence de la vie est très obscure*, et que « cette incertitude a plongé bien des « victimes vivantes dans le tombeau, » dit le savant auteur de médecine légale et d'hygiène publique, « faits, ajoute-t-il, qui se sont toujours répétés et se « répéteront toujours, parce que la *connaissance de* « *l'essence de la vie est très obscure*, et que *les hommes* « *en général trouveront toujours plus expéditif de prendre* « *les apparences pour la réalité.* » Triste vérité, qui prouve que l'exécution de la loi ne remédierait pas

au danger des enterrements d'individus vivants, et que
les salles mortuaires sont indispensables, et peuvent
aller de front avec la loi, *si elles sont surveillées* par
des gardiens *savants* et *humains*, tels que je vais l'in-
diquer plus bas.

Un observateur savant ayant habité l'Irlande, où
l'on garde les morts de sept à huit jours, m'a dit que
la roideur qui s'établit dans les muscles et les nerfs
d'un mort (ou plutôt cru mort) cédait ordinairement
du sixième au neuvième jour, d'où il pensait comme
moi que cette roideur peut n'être qu'un état de *souf-
france affreux* qui peut s'adoucir, sinon ramener
tout à fait à la vie, au moyen de frictions rappelant
la chaleur à l'extérieur du corps, au lieu de livrer ce
corps au froid, comme on le fait sitôt la déclaration du
médecin inspecteur. Un docteur, partageant notre
opinion, ajouta que les ongles poussent chez un in-
dividu réputé *mort* pendant *six semaines environ*,
qu'ils ne poussent plus, si le membre est séparé du corps ;
qu'il en est de même de la barbe, elle pousse cet es-
pace de temps après ce qu'on nomme *une mort natu-
relle...* mais *ne pousse pas si la tête est séparée du corps.*
Quels avertissements ! Il ajouta encore que la putré-
faction n'est pas un signe certain de mort, puisqu'on a

l'exemple qu'elle peut s'emparer des corps avant la mort, et qu'on voit des maladies accompagnées d'une corruption telle, qu'on est obligé d'amputer quelques parties pour mettre des bornes à la dissolution.

Le froid serait-il un signe plus certain, nous qui sentons dans le rhumatisme les muscles et les membranes y faire *d'autant plus souffrir*, que cette partie paraît *plus froide au toucher*, pour lequel elle semble souvent *froide comme marbre.*

Quelques personnes croient le repos du cœur péremptoire pour décider la question de mort complète. Eh bien, en outre qu'il est des individus, et j'en connais un, chez qui l'*on ne sent jamais* les mouvements du cœur au toucher, soit par la faiblesse des pulsations et par la manière dont le cœur est placé; il en est d'autres chez qui ce mouvement cesse réellement tandis que la vie existe, comme le prouve le savant auteur de médecine légale dont j'ai parlé plus haut. Il dit : « La respiration étant interrompue, la circu-« lation s'arrête, et le cœur cesse de se mouvoir. Le « défaut de respiration est donc la cause médiate de « la mort, et le repos du cœur la cause prochaine et « immédiate. Mais ces causes de la vie et de la mort « *ne sont qu'apparentes ; les poumons, le cœur, et les*

« *autres organes ne sont eux-mêmes que les instruments*
« *d'une cause première* couverte d'un voile mystérieux
« qu'il nous est à jamais interdit de soulever ! cause
« que nous apprécions par des phénomènes que nous
« avons nommés *sensibilité* et *excitabilité*, se laissant
« apercevoir à l'intelligence sous deux formes, celle de
« *sensibilité et excitabilité perçues*, et celle de *sensibilité*
« *et excitabilité cachées, diffuses dans le corps entier.*
« Cette force ou cette cause première est vraiment ce
« qui distingue les corps vivants de ceux appelés
« morts; avec elle on peut vivre sans respiration et
« sans circulation, du moins apparentes, ainsi que
« nous en avons donné des exemples, etc... La téna-
« cité ou la fugacité de la vie sont entièrement de la
« dépendance de cette force inconnue et répartie iné-
« galement dans les différents individus. Les expé-
« riences ont fait reconnaître que cette force, du
« moins la *sensibilité perçue*, réside spécialement dans
« le *cerveau* et *dans les nerfs* : aussi sont-ils les or-
« ganes du sentiment et du mouvement des autres
« parties, etc.... Le mouvement du cœur, auquel les
« modernes ont ajouté l'action pulmonaire et l'in-
« fluence non interrompue du cerveau sur les autres
« organes, forme véritablement le témoignage le

« moins incontestable de la vie, *mais il n'est pas la*
« *vie ;* il n'est conjointement avec tous les autres
« mouvements que *l'exercice de la vie.* Ce qui le
« prouve, c'est qu'indépendamment des cas où *ce*
« *mouvement a cessé*, du moins en apparence, *sans*
« *que l'individu ait cessé de vivre*, nous avons des
« exemples de personnes qui ont pu le suspendre à
« volonté, etc... » (L'auteur en cite.)

En supposant que quelques savants docteurs de
nos jours crussent pouvoir distinguer la putréfaction
et la roideur des morts de celles des vivants, cette
distinction ne pourrait toujours être faite avec certitude que par le *petit nombre*, parce qu'il y aura toujours moins d'esprits *lucides*, *éclairés de l'expérience*,
et *humains* que d'hommes sujets à errer soit par l'effet
de *l'ignorance*, soit par l'effet de la *légèreté et de l'insouciance* qui caractérisent malheureusement l'espèce humaine. Or, je le répète, c'est donc moins sur l'exécution de la loi qu'il faut espérer que sur les précautions
philantrophiques que je vais ajouter aux propositions
déjà faites par un honorable pétitionnaire qui m'a
devancé (M. Le Guern). Dans sa juste sollicitude, il
propose des salles mortuaires auxquelles je vais
ajouter des accessoires indispensables pour atteindre

le but désiré, et au moyen desquels la loi se trou-
verait exécutée.

M. Le Guern, que je n'ai pas l'honneur de con-
naître, mais qui, à ce qu'il paraît, sollicite de-
puis 12 ans cette grande amélioration nationale,
a prouvé par sa dernière pétition que « en 1844,
« et à sa connaissance seulement, il y eut, en moins
« de 7 mois, 4 personnes dont *le décès avait été*
« *constaté* qui furent rendues à la vie au mo-
« ment de les inhumer; et qu'en 1845, en moins
« de 8 mois, six résurrections semblables ont eu
« lieu. » L'auteur ajoute que « depuis 1833, il y
« eut à sa connaissance quarante-six cas d'enterre-
« ment auxquels le hasard a le plus souvent mis em-
« pêchement. 21 individus, dit-il, se sont réveillés
« d'eux-mêmes au moment où l'on allait les porter
« en terre; 9 par suite des soins que leur pro-
« digua une tendresse *trop rare!* 4 par suite de la
« chute du cercueil; 2 par suite de la suffocation
« dans le cercueil; 5 par les piqûres faites en épin-
« glant le linceul; 7 par des retards non calculés
« dans la cérémonie des funérailles. *Et le décès de*
« *tous ces citoyens avait été officiellement constaté!!..*»
L'auteur de la pétition sus mentionnée, en deman-

dant la création extra muros de salles d'attentes, ne forme-t-il pas une demande insuffisante ? D'abord, pour ramener des portes de la mort un malade à la vie, il faut les soins *intelligents* d'une personne *instruite morale* et de *bon naturel ;* et cela dans un *lieu sain.* Quant à ce dernier article, on peut remédier à l'insalubrité qui existerait dans un lieu où giseraient plusieurs corps morts ou mourants de maladies plus ou moins malsaines, en créant *suffisamment* de cellules dans la maison mortuaire pour que chaque individu ait la sienne ; mais il faut aussi créer autant de gardiens que de cellules, et la difficulté est de trouver des gardiens qui réunissent les qualités que je viens de citer et qui y joignent la *charité, l'abnégation de soi-même* dont les missionnaires chrétiens, seuls, donnent l'exemple et l'espoir : au lieu d'aller affronter des dangers lointains, ils pourraient exercer leur charité au sein de leur nation *si l'on y faisait un appel patriotique :* néanmoins leurs vertus seraient insuffisantes si préalablement on ne les rendait *savants* dans la *physique,* la *chimie* et dans la *médecine appuyée sur la physique* et la *chimie.* Or ne conviendrait-il pas d'établir de ces cours pour la mission humanitaire des *frères des hautes sciences* ? ou de s'adresser au bon cœur de monseigneur l'archevêque pour obtenir sa coopération à l'œuvre pie par une invitation de sa part aux prêtres saints, qui se dévoueraient à entrer dans le corps des *frères des hautes sciences*, les autorisant à suivre, à cet effet, les cours publics de médecine, physique et chimie, et à faire de ces sciences une étude spéciale (*) ? Et cela le plus tôt possible, tandis qu'on créerait les salles d'attentes, et que provisoirement on défendrait par une loi d'enterrer avant que la putréfaction fût bien déterminée, et point avant trois jours révolus, laissant aux parents et amis gardiens du corps, la faculté de le conserver plus longtemps, puis qu'étant les premiers incommodés, ils sont les plus intéressés à se débarrasser d'un cadavre ? (Voir *l'Appendice.*)

Quant à la lésion pratiquée sur le corps, proposée par M. Le Guern comme moyen de manifester le sentiment s'il en reste, cela ne serait pas sans de fréquentes exceptions; chacun sait qu'on a vu des personnes en léthargie être tombées au feu où un mem-

---

(*) La science ne pourrait qu'y gagner, comme l'histoire prouve qu'elle se conserva jadis dans les abbayes où de savants religieux, dégoûtés des chimères du monde, allaient s'enfermer pour étudier et prier.

bre brûlait, et que ce ne fut que lorsqu'elles reprirent des forces qu'elles purent manifester la douleur qu'elles éprouvaient. Il est arrivé à moi-même que dans une position analogue, c'est à-dire après une agonie de deux heures à laquelle avait succédé la cessation totale des forces, du souffle, du battement du cœur et des pulsations du pouls, j'entendis le médecin déclarer ma mort sans pouvoir réclamer contre cet arrêt, parce que malgré les efforts inouïs que je faisais pour y parvenir, mon *physique n'obéissait plus à ma volonté.... et je souffrais horriblement...!*

Je sens donc l'urgence d'en appeler à l'attention des législateurs. Les hommes supérieurs comprendront que les intérêts qui les occupent, quelque grands qu'ils paraissent, s'évanouissent devant celui bien plus puissant de l'humanité entière! Chacun de nous, d'ailleurs, est intéressé à ce qu'il reçoive une *prompte exécution* de lois, qui relèveront en même temps la France ravalée aux yeux de l'étranger par les coutumes barbares que je viens de citer.

Du Fay.

NOTA. — Par respect pour le corps médical, je souhaitai faire appuyer cette pétition par un grand médecin ; à cet effet je l'adressai au docteur Louis, qui me répondit la lettre que voici :

Monsieur,

Je ne puis que trouver infiniment honorable le sentiment qui vous a fait rédiger la pétition que vous avez bien voulu m'adresser, mais les faits relatifs aux inhumations prématurées me sont peu familiers ; je crois, par cette raison, devoir m'abstenir et vous engager à faire appuyer votre pétition par un médecin qui se livre particulièrement à la médecine légale, et dont l'autorité, dans cette circonstance, est infiniment supérieure à la mienne.

Veuillez agréer, Monsieur, l'assurance de ma parfaite considération.

LOUIS.

Paris, 1846.

D'après cette lettre, j'envoyai la pétition au docteur La Corbière, dont la réputation d'homme de cœur et de dévouement au pays et à l'humanité était venue jusqu'à moi et qui, d'ailleurs, se trouvait avoir une importance relative dans l'espèce, ayant été nommé par la Société de médecine du premier arrondissement de Paris, membre d'une commission ayant pour objet de s'occuper de la question des inhumations. Il me la renvoya avec l'apostille suivante :

Je soussigné, docteur en médecine de la faculté de Paris, membre de la Légion d'Honneur, etc., joins bien volontiers, bien instamment mes vœux à ceux de l'honorable pétitionnaire, pour la réalisation des améliorations sociales qu'il sollicite à si juste titre des hauts pouvoirs de l'État ; améliorations qui, en partie du moins — les inhumations prématurées — font en ce moment l'objet des méditations d'une commission scientifique à laquelle j'ai l'honneur d'appartenir, qui sont déjà acquises à d'autres pays beaucoup moins avancés que le nôtre en civilisation, et qui ne sauraient, sous peine de lèse-dignité nationale et de lèse-humanité, être plus longtemps refusées à la France progressive et libérale.

LA CORBIÈRE, d. m. p.

Paris, 1846.

FIN.

NOTES

NOTE PREMIÈRE.

Mademoiselle Scolastique Bosk (ou Bosque), de Quimperlé, arrivée à l'âge de treize à quatorze ans, fit une maladie qui la conduisit à la mort, selon l'opinion générale et celle de son père, qui était médecin et chérissait sa fille. Au bout de vingt-quatre heures, la jeune personne fut enterrée, et le lendemain de cette inhumation, c'est-à-dire quand depuis deux jours ses père et mère pleuraient son décès, on frappe rudement à la porte de la maison ; le père va ouvrir, et voit un étranger à cheval qu'il prend pour un fou quand il l'entend dire vivement :

— « Venez vite au cimetière, on veut y enterrer votre fille. »

— « Laissez-nous en repos, nous la pleurons depuis deux jours, » répond M. Bosk.

L'étranger insiste, le père se fâche et dit :

— « Ne parlez pas si haut, ma femme peut vous entendre de la chambre voisine ; c'est accroître sa douleur.

— « Mais, je vous dis, » répond l'étranger en baissant la voix, « que votre enfant vivait il y a un quart d'heure ; le fossoyeur, en creusant une nouvelle fosse à côté de la sienne, a entendu des gémissements étouffés ; il s'est enfui à l'église voisine pour dire au curé de venir exorciser l'âme souffrante ; le curé accourt, non pour exorciser, mais pour faire enlever la bière au plus vite. On était occupé à l'ouvrir quand moi, voyageur, je passai là et vis arriver du monde autour du cercueil : aussi curieux, je descends de cheval au moment où l'on portait la bière dans le reliquaire ; j'en vois lever le couvercle et découvrir le visage de votre fille. Sentant l'air, elle ouvre les yeux, la bouche ; elle a une longue aspiration ; puis tout fut fini, elle retomba morte. Chacun délibère en ce moment pour l'enterrer de nouveau. Je les en ai empêché, disant qu'ils n'en avaient pas le droit, puisqu'elle ne mourait qu'à l'instant ; je pris votre adresse, promettant de venir vous appeler ; je sautai sur mon cheval, et me voilà : courez au plus vite au secours de votre fille. »

L'étranger n'avait pas fini que le père était parti. Il trouva sa fille dans le même état où elle était lorsqu'il l'avait livrée à la tombe ; mais cette fois il l'emporta dans la sacristie d'où, après l'avoir frictionnée, enveloppée dans son manteau et lui avoir donné un cordial, il la rapporta, non chez lui, dans la crainte de causer une trop vive impression à sa femme ; mais chez une voisine où elle fut mise dans un lit chaud et y reçut tous les soins que l'art et la tendresse peuvent prodiguer. Après plusieurs heures, la vie fut rappelée suffisamment pour rendre au père l'espoir de la sauver. C'est alors seulement qu'il alla préparer la mère à cet heureux événement et qu'ensuite on transporta la malade à la maison paternelle. Depuis lors mademoiselle Bosk fut mariée.

Je tiens cette histoire, très connue, de *madame Dupin de Beaumont,* qui habite le Hàvre et qui fut l'amie de mademoiselle Scolastique Bosk.

NOTE DEUXIÈME.

Siècle du 28 décembre 1845 (Revue de Paris —
feuilleton.)

« Une foule immense et attristée se pressait lundi dernier aux ob-
sèques de madame Paul Delaroche. Jamais jeune femme, enlevée à
la fleur de l'âge, n'emporta dans la tombe des regrets plus profonds,
et ne laissa dans ce monde de plus touchants souvenirs. C'est que
rarement aussi on trouve réunis à un pareil degré le charme de la
personne, les vertus aimables, l'esprit élevé, les grâces séduisantes,
les qualités solides et brillantes qui gagnent les cœurs et comman-
dent l'admiration, l'attachement et le respect de tous. Madame Paul
Delaroche possédait tous les genres de mérite, de même qu'elle avait
en partage tous les biens qui parent l'existence. Le nom de son époux
était illustre, comme celui de son père et de ses aïeux; autour d'elle
il n'y avait que gloire, considération, fortune, vives et tendres affec-
tions; rien ne manquait à son bonheur, qu'elle comprenait bien et
qu'elle exprimait avec éloquence. On ne saurait nous blâmer de répé-
ter ici ce que madame Paul Delaroche disait peu de temps avant de
mourir, et en ouvrant sa belle âme aux doux épanchements de l'a-
mitié :

« J'ai toujours été si heureuse, disait-elle, que s'il m'était donné de
recommencer ma vie, il n'est pas un seul jour, pas une heure de
« mon passé que je voulusse changer. »

« Ces paroles seront un allégement à la douleur de ceux qui lui
survivent et qui la pleurent. Il est consolant de penser que l'on a

contribué à ce bonheur si pur et si complet ; et n'est-ce pas là une belle destinée de n'avoir eu de la vie que ses sourires et ses joies? Il est vrai que l'avenir aurait pu continuer cette inaltérable félicité ; mais il ne faut pas trop demander à la Providence, et celle-là peut être regardée comme une de ses élues, qui, morte à trente ans, n'a compté que des jours riants et des heures précieuses. »

« PIERRE DURAND. »

FIN DES NOTES.

APPENDICE

Il y aurait dans Paris une maison spéciale, sorte de Sorbonne, pour les hautes études chimiques, physiques et médicales des frères et sœurs *des hautes sciences*. Cette maison formerait deux ailes (l'une pour les frères, l'autre pour les sœurs) séparées par la salle des cours et par l'amphithéâtre. Il y aurait cuisine, cave. De cette Sorbonne seraient envoyés les frères et les sœurs dans les maisons mortuaires.

Il importe, dans l'établissement des maisons dont je vais parler, d'éviter de tomber dans les piéges de la spéculation des entrepreneurs, lesquels construisent maintenant de manière à se rendre nécessaires pour l'avenir ; ce qui fait des frais continuels et des maisons sans solidité et malsaines. Les nouveaux plâtres des éternels raccommodages seraient perfides et annulleraient le bienfait qu'on attend des maisons mortuaires.

Ces maisons pourraient être construites ainsi : fondations solides, murs épais, rez-de-chaussée sur cave, destiné à contenir : au nord, *cuisine, garde-manger ;* dans le reste du rez-de-chaussée, *un grand dortoir* pour le repos des frères non de service, un *réfectoire* et une *petite pharmacie avec son laboratoire*, contenant les médicaments nécessaires pour aider le retour à la vie.

L'étage supérieur serait divisé en grandes cellules séparées pour les morts. Chaque cellule aurait *fenêtre de verre épais et persienne*. La chandelle, empirant le mauvais air, serait bannie des cellules, ainsi que le gaz, parce qu'il donne sur les nerfs. Toute la maison serait chauffée par un calorifère. Chaque cellule aurait une sonnette pour que le gardien pût appeler du secours.

Il suffirait, dans les petits villages, d'établir pour salle mortuaire une chambre au-dessus de la sacristie, qui communiquerait à l'intérieur de l'église, afin que le *frère* (quoique toujours muni d'une petite pharmacie portative) pût aller sonner la cloche pour appeler le secours nécessaire. Ce *frère des hautes-sciences*, résidant dans chaque petit village, pourrait y remplir les fonctions d'*officier de l'état civil*, y cultiver ses sciences au profit du *progrès* et de l'humanité, et par là se trouver fort utile aux pauvres villageois malades. Son traitement pourrait être fourni, moitié par le gouvernement, moitié par la commune, sans préjudice aux honoraires que les maisons aisées voudraient lui faire : de tels hommes, ainsi dévoués à l'humanité, ressemblant au soleil qui pompe l'eau des fleuves pour la répandre en pluie.

FIN.

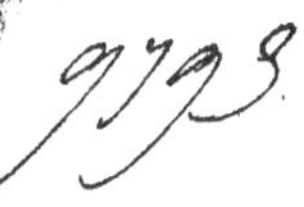

SUITE

A L'APPENDICE DE LA PREMIÈRE PÉTITION,

*Ou Accessoires proposés pour les établissements mortuaires
sollicités des hauts pouvoirs de l'État.*

1° Il serait dangereux et répugnant de placer tous les censés-morts sur le matelas, l'oreiller, et dessous les couvertures infectées des maladies de ceux qui les auraient précédés. Il importerait donc qu'en outre du lit de la salle mortuaire, chaque famille envoyât avec son mort un matelas, un oreiller, des draps et des couvertures, qu'elle reprendrait après l'inhumation définitive.

2° Chaque maison mortuaire aurait des voitures *très bien suspendues*. Dans chacune serait une civière portative de six pieds et demi de long, sanglée et matelassée, qu'on sortirait et rentrerait facilement en ouvrant le derrière de la voiture ; à côté serait un petit siége.

3° Sitôt qu'un individu serait censé avoir rendu le dernier soupir, la famille appellerait à son domicile un des frères des hautes-sciences, pour y commencer son service durant le temps déjà accordé par la loi pour garder les morts chez soi. Au bout de ce temps, la voiture mortuaire serait mandée... On porterait la civière près du lit du mort, sur laquelle on établirait la literie de famille,

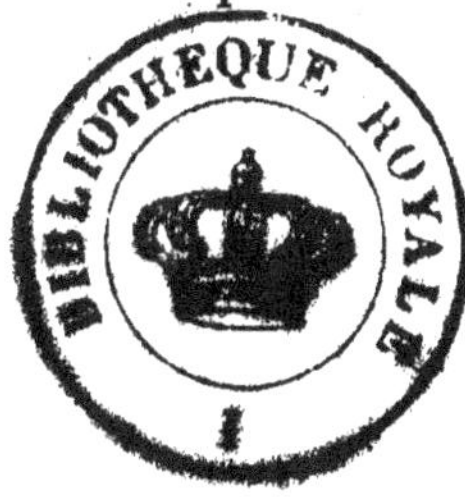

puis le corps, et on l'emporterait dans la voiture, sous la direction du frère qui l'aurait gardé à domicile et pour lequel serait le petit siége placé près du *lit-civière*.

4° Arrivé à la maison mortuaire, ce frère, qui aurait besoin de sommeil, instruirait son remplaçant de ce qu'il a fait et de ce qu'il croit nécessaire de faire encore. A son réveil, il reprendrait son service près du même corps, tandis que son remplaçant irait à son tour prendre le repos nécessaire. Ainsi se relèveraient alternativement deux frères pour le même service, jusqu'à ce qu'une décomposition cadavérique *non équivoque* se manifestât et forçât à l'inhumation définitive.

5° On demande aussi que les familles aient la faculté de garder le corps à domicile ainsi que le frère demandé, jusqu'à ce moment où la putréfaction étant assez avancée, on pût espérer que la vie y fût éteinte pour toujours. Dans ce cas, l'inhumation se ferait au sortir du domicile sans entrer dans la maison mortuaire.

On voit par cet aperçu que l'établissement des *frères des hautes-sciences* est au moins aussi urgent que celui des salles mortuaires, puisqu'il faudra plus de temps pour les former que pour construire ces maisons.

DU FAŸ.

A MESSIEURS

LES PRÉSIDENTS ET MEMBRES

DES CHAMBRES LÉGISLATIVES.

MESSIEURS,

J'ai l'honneur de vous adresser, sous forme de brochure, une pétition qui fut déjà envoyée aux Chambres lors de la dernière session. La Chambre des Pairs n'en accueillit que la deuxième partie, qui est relative aux inhumations précipitées, dont elle ordonna le renvoi à M. le Ministre de l'Intérieur. Il paraît que, depuis, son Excellence a envoyé des médecins pour visiter les salles mortuaires d'Allemagne. Je crois devoir informer les Chambres de ce que j'en sais moi-même.

Tous ces établissements d'Allemagne diffèrent peu les uns des autres, en ce qu'ils n'offrent d'autre moyen *sauveur* que le bruit d'une sonnette qui correspond par des fils aux doigts du mort. Dans certains établissements, c'est une sentinelle, se promenant dans le corridor longeant les cellules, qui doit entendre la sonnette quand le supposé mort la peut tirer ; dans d'autres, au lieu de sentinelle, c'est le concierge de la maison mortuaire, chez lequel on a fait correspondre la sonnette. Et, dans ce cas de mouvement du mort présumé, un médecin attaché à l'établissement est appelé.

On sent combien sont insuffisantes de pareilles précautions qui reposent : 1° sur l'état de *veille* d'un mercenaire ; 2° sur la croyance *fausse* que la vie est toujours accompagnée de la possibilité de se mouvoir. Chacun sait que dans la léthargie et les autres maladies produisant les morts apparentes qui précèdent la mort réelle, il arrive qu'on ne peut rien remuer, qu'on a toute l'apparence d'un cadavre, tandis qu'on souffre horriblement sans pouvoir le manifester, *quelques efforts qu'on fasse pour y parvenir*. C'est ce qui m'arriva à moi-même, qui entendis le médecin déclarer ma mort. A quoi m'eussent servi la sonnette et les fils y correspondant des Allemands, puisque je ne pouvais parvenir à mouvoir un doigt ni la paupière pour éviter la fosse dans laquelle je savais que j'allais tomber.

La plus haute science a prouvé (comme je le rapporte dans ma brochure, page 19) que *la cause première de la vie est un mystère apprécié par les phéno-*

mènes de la sensibilité et de l'excitabilité cachées et dif-
fuses dans le corps entier.

Or, quand cesse cette sensibilité cachée?

— Le patient seul le sait. Et il n'est pas un mé-
decin *vrai* et *savant* qui dise le contraire.

Que faut-il faire des corps dans cette incertitude?

— Il ne faut pas, comme les Allemands, les
abandonner à leur agonie muette; mais, au con-
traire, il convient de provoquer le mouvement qui
témoigne l'existence, en soulageant ces dernières
souffrances d'une vie qui paraît anéantie, par des
soins *savants* et *humains* propres à la ranimer s'il y
a lieu.

« Où trouver (dit *Marc,* dans son *Répertoire des
Sciences médicales,* à l'occasion des salles mortuaires
demandées jadis par *Huffeland,* par madame *Necker*
et d'autres), où trouver des hommes qui voudraient
« se charger de la fonction de surveiller les cada-
« vres, si ce n'est dans cette classe du peuple qui
« fournit les fossoyeurs, les garçons d'amphithéâtres
« d'anatomie, etc.? Or, peut-on supposer chez de
« pareils individus l'*instruction*, la *sensibilité* et le
« *zèle* qu'exigeraient les devoirs qu'on leur impo-
« serait? Peut-on, surtout, les croire capables d'une

« attention assez soutenue pour *saisir le moindre*
« *indice de vie dès qu'il se manifesterait?* Et en ad-
« mettant même chez eux toutes ces qualités, ne se
« perdraient-elles pas bientôt par la rareté des cas
« où elles auraient eu un résultat fructueux? Après
« avoir surveillé un certain nombre de cadavres
« sans en avoir vu revivre un seul, l'attention se
« lasserait, le zèle s'éteindrait, la sensibilité morale
« s'émousserait; et les surveillants, habitués à un
« repos stérile, deviendraient des gardiens comme
« on en voit tant, qui s'occuperaient plutôt de sa-
« tisfaire leurs goûts crapuleux que de tout autre
« soin. »

Tout ceci est vrai, et c'est pourquoi je ne vois
la possibilité d'établir un personnel qui remplisse
strictement les conditions nécessaires pour atteindre
le but humanitaire qu'on se propose, que dans la
fondation prompte des *frères des hautes-sciences* : car,
ce n'est pas non plus parmi nos médecins qu'on
peut raisonnablement chercher ce personnel; la
plus simple réflexion fera sentir que les bons mé-
decins, retenus et enrichis par leur clientèle, et
nécessaires à leur propre famille, n'iront pas aban-
donner tout cela pour s'enfermer et vivre avec les

morts ; quant aux autres, c'est-à-dire les médecins qui n'ont ni clientèle, ni fortune, ni famille, la raison qui fait qu'ils n'ont rien acquis de tout cela les rend de même inhabiles au service des salles mortuaires qui exige *grand savoir, grande humanité, abnégation totale des choses d'ici-bas,* et *le sacrifice complet de tout son temps.* — Non, il n'est pas un grand médecin qui puisse, et par conséquent qui veuille accepter une place dans les maisons mortuaires avec l'intention d'en remplir les tristes devoirs humainement. Les autres n'y conviennent pas. On ne peut donc trouver le personnel de ces maisons que dans les hommes rares qui sacrifient leur vie présente à l'humanité dans l'espoir que le ciel leur en réserve la récompense.

Si, comme on l'espère d'un gouvernement éclairé, les maisons mortuaires se fondent *avec l'établissement des frères des hautes-sciences,* l'humanité entière applaudira à cette œuvre grande et généreuse.

DU FAŸ,
(Rue de Vaugirard, 72.)

NOTA. J'apprends à l'instant qu'on se propose d'établir une salle mortuaire comme essai. Me sera-t-il permis de demander si l'on peut espérer du succès de cet établissement avant que les frères des hautes-sciences soient formés et assez instruits pour y pratiquer *constamment*, et pouvoir être appelés de là au domicile d'un mort *sitôt qu'il a rendu le dernier soupir* afin d'y commencer leur service en temps opportun ; car, me semble-t-il, on ne peut attendre de succès d'un service qui ne commencerait que 24 à 30 heures après qu'on aurait laissé le cadavre *sans secours, livré à son agonie muette, dans son domicile.* Et cependant, on ne peut, sans un inconvénient plus grand encore, faire faire au corps le trajet de chez lui jusqu'à la salle mortuaire sitôt qu'il a rendu le dernier soupir, c'est-à-dire *à ce moment où les soins lui sont le plus nécessaires* pour en obtenir le succès désiré, puisque ce transport précipité lui procurerait un dérangement nuisible et le froid et le mouvement si cruel, si dangereux pour les souffrances d'un malade — ajoutez à cela le désespoir d'une famille de se voir enlever et livrer à de telles tortures l'objet de son affection qui, l'instant auparavant, respirait encore !...

Ce transport ne doit-il donc pas se faire le plus tard possible ; mais les soins recommencer sitôt le dernier soupir rendu ?

En attendant que les frères des hautes-sciences pussent exercer, ne conviendrait-il pas de faire, à l'instar des autres contrées européennes, une loi qui défendrait d'enterrer, ni même d'ensevelir, avant *trois jours* révolus, sauf les cas d'urgence pour lesquels on obtiendrait une permission particulière. Cette loi n'offrirait pas plus de danger pour la France qu'elle n'en offre aux autres pays où elle est en vigueur. Je supplie les Chambres d'accueillir cette demande.

Imprimerie de G. GRATIOT, 11, rue de la Monnaie.

*Lettre adressée à M. du Fay depuis la publication de
sa brochure.*

Leffonds, le 21 septembre 1846.

Monsieur,

Ayant lu plusieurs brochures relatives aux enterrements
précipités et frappé du projet des salles mortuaires présenté
par la vôtre, je prends la liberté de vous adresser, au nom de
l'humanité, mes félicitations et encouragements.

Certes, c'est là une grande et bonne conception que celle
de salles mortuaires dirigées, surveillées par un corps de mé-
decins spécial entouré des garanties morales qu'offre la civili-
sation, c'est-à-dire *la religion jointe au savoir* : avec ces
deux mobiles réunis on arrive à tous les perfectionnements.

J'ai lu un traité du docteur Villeneuve attestant (d'après
d'autres médecins qui, dit-il, l'ont vérifié) que beaucoup de
personnes sont enterrées vivantes. Vous connaissez, sans
doute, cet ouvrage où ce médecin a combattu l'établissement
des salles mortuaires parce qu'il n'avait pas l'idée des Frères
des Hautes-Sciences présentée par vous, et sans lesquels elles
seraient effectivement nulles. Je doute, néanmoins, que le
moyen proposé par lui en leur place, *d'ouvrir tous les*

cadavres avant l'inhumation pour prévenir leur retour à la vie dans le tombeau, je doute, dis-je, que cela soit du goût de personne : quoique cependant cela serait préférable au mode d'inhumation établi. Car, on frissonne à l'idée de la découverte de Thouret, l'ancien doyen de la Faculté de médecine de Paris, qui, chargé de présider aux exhumations du cimetière des Innocents, y vit un grand nombre de cadavres et d'ossements dont la position indiquait que ces malheureux étaient revenus à la vie dans leur caveau sépulcral : cette remarque le préoccupa le reste de ses jours comme on le voit par son testament dans l'ouvrage en question.

Dans nos pays, non seulement il n'y a pas de médecins inspecteurs des décès ; mais encore il est d'usage d'ensevelir presque aussitôt que le mort est censé avoir rendu le dernier soupir. J'ai toujours dit que souvent, très souvent, on se hâtait trop dans les inhumations, quoique, cependant, mon prédécesseur ait obtenu dans sa paroisse, à force d'instances, qu'on n'y ensevelît les morts qu'au bout de douze heures. Eh bien! malgré cette précaution, je connais un cas de résurrection arrivé à un vieillard au moment où on l'enveloppait de linges, c'est-à-dire douze heures après qu'il fut censé avoir rendu le dernier soupir.

Indiquer le moyen de prévenir de si cruelles méprises, c'est rendre le plus grand service à l'humanité. Serait-il vrai, comme on le dit, qu'il se trouvât des opposants à cette œuvre, méritoire devant Dieu et devant les hommes ? Leur motif est difficile à pénétrer : serait-ce le coût de l'établissement des maisons mortuaires et de l'entretien du personnel qui effraierait ? Mais il y a divers moyens de le percevoir ; et d'ailleurs n'est-ce pas là la dépense la plus importante à faire dans un état, et qui doive passer avant toute autre ? Ce ne peut donc être cela. Serait-ce , comme je l'ai vu indiqué dans d'autres brochures, une opposition systématique de la part de quelques médecins ? ils ne peuvent craindre cependant que les Frères des Hautes-Sciences leur enlèvent leur clientèle, puisque ces derniers ne seraient *institués que pour les morts*. Craignent-ils que les retours à la vie, produits par le savoir spécial des Frères, ne prouvent qu'eux sont faillibles à cet égard ? Vanité des vanités !.... Cette pusillanimité ne peut sortir que des médiocrités.... *sous le rapport de la science au moins*, car un véritable savant ne craint pas de montrer ses doutes : il sait que la science, au point où elle est arrivée, n'a point trouvé de signes très certains, et il l'avoue avec la modestie qui caractérise le vrai mérite. D'ailleurs les retours à la vie depuis l'établissement d'une double inspection (laquelle d'ailleurs n'existe pas dans les campagnes) sont des preuves qui frappent les yeux de tous, ignorants comme savants.

Je ne comprends pas, enfin, qu'on prenne ombrage d'un corps qui n'enlèverait aucune place, aucune rétribution aux médecins ordinaires, puisque ce serait une création nouvelle qui n'offrirait que de pénibles fonctions que ces derniers ne voudraient jamais remplir.... On ne trouvera même que bien rarement, dans le corps religieux, des hommes qui consentent à se destiner à ces tristes devoirs pour lesquels il faut l'amour de Dieu poussé à la perfection de la charité.

J'espère, cependant, Monsieur, qu'un jour viendra où nous recevrons dans nos campagnes un nouvel ordre de choses qui obviera à de bien graves inconvénients. Nous l'espérons, parce que des législateurs dignes de l'être ne peuvent manquer de conduire votre réclamation à bonne fin, et que Dieu bénira cette œuvre. C'est avec cette consolation que je me dis,

Monsieur,

Votre très humble et très obéissant serviteur,

AUBRY,

Desservant de Leffonds.

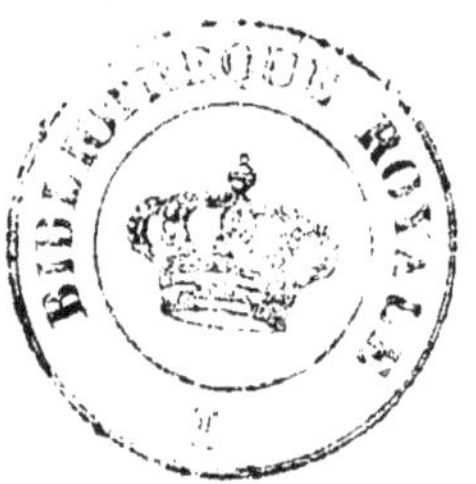

www.ingramcontent.com/pod-product-compliance
Lightning Source LLC
Chambersburg PA
CBHW071253130726

47998CB00003B/1173